Joseph GAIMARD

DOCTEUR EN MÉDECINE
INTERNE DES HÔPITAUX DE MARSEILLE
ANCIEN EXTERNE
DES MÊMES HÔPITAUX

# Cholédocotomie

## avec Drainage du Canal hépatique

MONTPELLIER

G. FIRMIN, MONTANE ET SICARDI

# CHOLÉDOCOTOMIE

## AVEC DRAINAGE DU CANAL HÉPATIQUE

# CONTRIBUTION A L'ÉTUDE

DE

# LA CHOLÉDOCOTOMIE

## AVEC DRAINAGE DU CANAL HÉPATIQUE

PAR

## M. GAIMARD

DOCTEUR EN MÉDECINE
INTERNE DES HÔPITAUX DE MARSEILLE
ANCIEN EXTERNE DES MÊMES HÔPITAUX

MONTPELLIER
IMPRIMERIE Gustave FIRMIN, MONTANE et SICARDI
Rue Ferdinand-Fabre et quai du Verdanson
--
1906

A MA FIANCÉE


A MA MÈRE

*Faible témoignage de reconnaissance.*


A MON PÈRE

LE DOCTEUR Amédée GAIMARD


A MA SŒUR ET A MON BEAU-FRÈRE


A Madame et Monsieur le DOCTEUR Evariste GRAS


MEIS ET AMICIS


J. GAIMARD.

## A MES MAITRES

### DE L'ÉCOLE DE MÉDECINE DE MARSEILLE

## A MES MAITRES

### DE LA FACULTÉ DE MÉDECINE DE MONTPELLIER

J. GAIMARD.

# A MES MAITRES DES HOPITAUX DE MARSEILLE

Docteur PLUYETTE (Externat 1900)

Docteur VIDAL (Externat 1901)

Professeur VILLENEUVE (Externat 1901)

Docteur BRUN (Externat 1902 — Internat 1904)

Docteur LOUGE (Externat 1902 — Internat 1905)

Docteur BOY-TEISSIER (Externat 1904)

Professeur D'ASTROS (Externat 1904)

Docteur PAGLIANO (Internat 1905)

Professeur IMBERT (Internat 1905)

Docteur MELCHIOR ROBERT (Internat 1906)

Professeurs PERRIN — GUENDE — OLMER (Internat 1906)


# A MES CAMARADES D'INTERNAT


J. GAIMARD.

# A MONSIEUR LE DOCTEUR L. IMBERT

AGRÉGÉ DES FACULTÉS

PROFESSEUR DE CLINIQUE CHIRURGICALE A L'ÉCOLE DE MÉDECINE
DE MARSEILLE

## A MON PRÉSIDENT DE THÈSE

# MONSIEUR LE DOCTEUR FORGUE

PROFESSEUR DE CLINIQUE CHIRURGICALE

CHEVALIER DE LA LÉGION D'HONNEUR

J. GAIMARD.

## AVANT-PROPOS

Jusqu'à ces dernières années, le médecin était désarmé contre les conséquences de l'obstruction chronique des voies biliaires. Il n'en est pas de même aujourd'hui depuis que la chirurgie est venue à son aide. Né tardivement, le traitement chirurgical de la lithiase biliaire a eu une fortune rapide ; il continue à prendre de plus en plus d'importance. Alors que les premiers opérateurs n'intervenaient que dans les cas d'urgence, lorsque la vie du malade était déjà sérieusement menacée, on voit actuellement les chirurgiens américains préconiser l'intervention précoce dans tous les cas de lithiase biliaire, même après une seule crise de colique hépatique.

Voilà donc cette chirurgie devenue courante. Et, de fait, les opérations de plus en plus nombreuses, de plus en plus précoces, ont permis aux chirurgiens de mieux connaître la lithiase biliaire, ses formes variées, ses complications. En même temps que la technique opératoire se perfectionnait, les indications opératoires se précisaient, les succès se multipliaient. Actuellement les interventions sur les voies biliaires donnent de fort beaux résultats.

Mais notre but n'est pas de traiter ici toute l'histoire de la chirurgie des voies biliaires. Nous voulons seulement par ce modeste travail apporter notre faible contribution à l'étude de la cholédocotomie moderne, avec drainage de l'hépatique, telle que la pratique aujourd'hui le professeur Kehr, d'Halberstadt, dans les cas d'obstruction chronique du cholédoque d'origine calculeuse. Nous ajouterons ensuite les quelques réflexions que nous avons pu faire.

Après quelques pages d'historique sur notre sujet, nous étudierons l'anatomie du cholédoque en tenant compte des particularités signalées dans la thèse de Wiart. Nous exposerons ensuite le manuel opératoire tel que nous le comprenons. Dans les chapitres suivants, nous étudierons successivement les suites opératoires, les résultats thérapeutiques et les indications. Nous serons heureux en terminant de pouvoir exposer deux observations inédites dues, l'une à notre maître le professeur Imbert, l'autre du docteur Loubet, de Marseille.

Mais, avant d'entreprendre l'étude de notre sujet, il est un devoir pour nous de remercier ici notre maître le professeur Imbert, dont nous avons eu l'honneur d'être l'interne pendant un semestre à l'Hôtel-Dieu. Après nous avoir inspiré l'idée première de notre thèse, il ne nous a pas ménagé ses savants conseils ; que ce maître reçoive ici l'assurance de notre profonde reconnaissance.

M. le professeur Forgue a bien voulu accepter la présidence de cette thèse ; nous lui adressons nos remerciements pour le grand honneur qu'il nous fait.

Le docteur Gaimard, mon père, fut notre premier maître, et c'est encore sous sa précieuse direction que nous entrons dans la carrière médicale ; qu'il reçoive ici un gage de l'inaltérable amour de son fils reconnaissant.

# CONTRIBUTION A L'ÉTUDE

## DE

# LA CHOLÉDOCOTOMIE

## AVEC DRAINAGE DU CANAL HÉPATIQUE

---

## CHAPITRE PREMIER

### HISTORIQUE

C'est à Langenbuch que paraît appartenir l'idée première d'inciser le cholédoque pour en extraire les calculs. Cette idée, il l'exprime dans un travail paru en 1884, où il passe en revue les opérations praticables sur les voies biliaires : « D'autre part, dit-il, en étudiant les moyens de remédier à l'occlusion chronique du canal cholédoque, on pourrait aussi inciser le canal cholédoque qui, le plus souvent, est dilaté colossalement jusqu'à atteindre le volume de l'intestin grêle, recueillir sur des éponges la bile, qui s'écoulerait par l'incision, extraire le calcul et fermer l'incision du cholédoque par des points de suture » (1).

---

(1) Langenbuch, *Berliner Klinische Wochenschrift*, n° 21, p. 88, 1884.

L'année suivante, Parkes (1) émet la même idée. Est-il toujours possible, se demandait-il, après la relation d'une cholécystostomie, de créer une fistule en cas d'occlusion du cholédoque par calcul biliaire ? « La semaine suivant l'opération ci-dessus ne s'était pas écoulée, dit-il, que la réponse à ma question m'était donnée par l'autopsie d'une femme ayant succombé à des accidents d'obstruction calculeuse du cholédoque. La vésicule biliaire était réduite au volume du pouce ; le canal cholédoque dilaté contenait six calculs. Il aurait été impossible dans ce cas d'aboucher la vésicule à la plaie abdominale ; l'opérateur se serait trouvé fort embarrassé. Ici l'incision du cholédoque, l'ablation des calculs et la fermeture immédiate de l'incision par des sutures, comme on suture l'intestin, aurait été la conduite à suivre. En pareil cas, il faudrait, me semble-t-il, introduire un drain en caoutchouc jusque sur la suture du cholédoque pour assurer à la bile une voie d'écoulement si la suture ne tenait pas ».

Kümel, en 1890, publie la première opération de cholédocotomie, qu'il avait pratiquée six ans auparavant, en 1884. A la même époque, Th. Voigt, dans un mémoire sur la chirurgie des voies biliaires, donne la relation d'une cholédocotomie pratiquée par Heussner. Des observations isolées commencent alors à être publiées. Les efforts des opérateurs vers cette nouvelle branche de la chirurgie des voies biliaires furent tels que F. Terrier, à la sixième session du Congrès français de chirurgie, en 1891, pouvait déjà citer treize observations de cholédocotomie proprement dite et que son élève, M. Jourdan, de Marseille, dans sa thèse inaugurale, en 1895, en rassemblait 72 cas épars dans la littérature médicale. En-

---

(1) Parkes, *American Journal of medical sciences*, juillet 1885, vol. XC. p 95

fin, en 1899, Pantaloni, de Marseille, dans un traité magistral sur la chirurgie du foie et des voies biliaires, fait un savant exposé de l'état de la question. Cependant, il faut l'avouer, c'est principalement en Allemagne, avec les travaux de Korte, de Reidel et de Kehr surtout, que la thérapeutique chirurgicale de la lithiase biliaire a progressé depuis plusieurs années. Signalons aussi en terminant les importants travaux du professeur Mayo-Robson, de Londres.

Au commencement de cette année la question vient d'être reprise à la Société de chirurgie par Terrier, Michaux, Quénu, Tuffier, Lejars, Pierre Delbet, Hartmann et Routier, et, si l'accord ne semble pas régner encore parmi nos maîtres de la chirurgie française, c'est qu'on ne peut considérer la discussion comme terminée.

Nous avons consulté avec fruit quelques thèses récentes sur le sujet qui nous occupe. Il en est une que nous nous faisons un devoir de citer, c'est celle de M. Guénot (1), sur le drainage temporaire des voies biliaires dans la lithiase biliaire.

_____

(1) Guénot : Thèse de Paris, 1905.

# CHAPITRE II

## NOTIONS SUR L'ANATOMIE DU CHOLEDOQUE

La bile sécrétée dans les lobules du foie passe dans les conduits excréteurs, qui viennent tous aboutir à un canal commun, le canal hépatique. Ce canal, large de 4 à 5 millimètres, après un trajet variable, s'unit au canal cystique. De la réunion de ces deux conduits résulte le canal cholédoque, qui va s'ouvrir sur la paroi postérieure et interne de la seconde portion du duodénum, au niveau de l'ampoule de Vater. Le canal cystique n'est que la partie terminale d'un renflement situé à la face inférieure du foie, la vésicule biliaire. La bile arrive dans le canal hépatique et pénètre directement dans le duodénum par le canal cholédoque au moment de la digestion ; en dehors de la digestion, la bile reflue par le canal cystique dans la vésicule biliaire, qui forme ainsi un véritable réservoir.

Les voies biliaires extra-hépatiques sont situées sous la face inférieure du foie. Elles occupent là une partie de cet espace compris entre la face inférieure de la glande hépatique d'une part, le méso-côlon et le côlon transverse d'autre part, espace appelé « espace sous hépatique ». Cet espace communique en avant avec la grande cavité péritonéale, en dehors avec la fosse iliaque droite, par l'intermédiaire du sinus pariéto-colique droit, en dedans et en arrière avec l'arrière-cavité des épiploons par l'hiatus de Winslow.

Les voies biliaires donnent à cet espace sous-hépatique la plus grande partie de son importance clinique et opératoire. C'est là, en effet, que se développent les collections purulentes enkystées consécutives à une lésion des voies biliaires, là que se font les épanchements de bile consécutifs à une rupture traumatique des voies biliaires pour aller ensuite, en suivant le sinus pariéto-colique droit, se collecter dans la fosse iliaque droite. C'est dans cet espace enfin que le chirurgien pénètre pour atteindre l'appareil excréteur du foie et intervenir sur lui ; c'est là notamment qu'il établit le drainage du cholédoque et même le drainage et le siphonage du canal hépatique (Kehr, Lejars).

La région des voies biliaires répond sur la paroi abdominale antérieure à la moitié droite de la région épigastrique. Elle peut être délimitée comme suit :

1° *En haut*, par un plan horizontal, passant par l'extrémité antérieure des neuvièmes cartilages costaux (ce plan est tangent à la face hépatique de la vésicule) ;

2° *En bas*, par un plan horizontal parallèle au précédent, passant par le disque intervertébral de la 3° et 4° lombaire (ce plan répond pour Quénu à l'embouchure du cholédoque) ;

3° *En dehors*, par un plan sagittal tangent au bord externe du grand droit ;

4° *En dedans*, par un plan sagittal médian.

Dans leur ensemble, les voies biliaires extra-hépatiques décrivent une courbe dont la concavité regarde à droite et en avant. La vésicule et le cystique se trouvent situés à droite de la ligne médiane et relativement superficiels ; l'hépatique et le cholédoque sont presque médians et très profonds. Il en résulte que, pour explorer l'appareil biliaire par la voie abdominale, le chirurgien est obligé de faire une très longue incision ou d'utiliser, soit une incision oblique (Mayo-Robson), soit une incision baïonnette (Kehr) pour avoir un jour suffisant.

La longueur du cholédoque varie de 6 à 8 centimètres. Son diamètre, un peu plus grand que celui du canal hépatique, est de 5 à 6 millimètres ; mais il se laisse très facilement dilater.

Depuis son origine jusqu'au duodénum, le cholédoque est situé dans l'épaisseur de l'épiploon gastro-hépatique, dont il suit exactement le bord libre en avant et à droite de la veine porte et à droite de l'artère hépatique. Il chemine au sein d'une couche de tissu conjonctif lâche, en compagnie de branches nerveuses et de troncs lymphatiques. Il est ordinairement croisé sur sa face antérieure par une ou deux branches artérielles qui se rendent au pylore. Plus bas, le cholédoque descend en arrière du premier coude du duodénum et vient se placer ensuite sur la partie postéro-interne de sa deuxième portion. Là il rencontre la tête du pancréas, qui pour le recevoir, tantôt se creuse en une gouttière, tantôt, mais plus rarement, lui forme un canal complet. Au sortir de cette gouttière, il prend contact avec le duodénum, qu'il perfore obliquement et débouche dans l'ampoule de Vater.

La plupart des auteurs décrivent au cholédoque quatre portions dont les noms suffisent à indiquer la situation :

1° Portion sus-duodénale ;

2° Portion rétro-duodénale ;

3° Portion rétro-pancréatique ;

4° Portion intra-pariétale.

M. Wiart, qui a fait sur le cholédoque des études spéciales, arrive à d'autres conclusions : « Le cholédoque, dit-il, n'a point, dans la majorité des cas, l'étendue qu'on lui reconnaît d'habitude. L'union des canaux hépatique et cystique, qui marque son origine, se fait en général derrière le duodénum, et l'existence d'une portion sus-duodénale est la disposition la plus rare. » MM. Testut et Jacob se rangent aussi à cet avis.

Il en résulte que, en règle générale, la portion sus-duodénale n'existe pas et que ce que les auteurs décrivent sous ce nom n'est bien souvent autre chose que la portion terminale du canal hépatique. En réalité, le canal cystique ne se termine pas au point où il s'unit au canal hépatique. Les deux canaux s'accolent si étroitement qu'ils semblent ne faire qu'un, mais ils restent indépendants et cheminent accolés dans la même gaine sans communiquer sur une longueur variable. Cette portion, où les deux canaux hépatique et cystique sont étroitement accolés sans communiquer cependant, ne mesure dans certains cas que 5 ou 6 millimètres, elle est habituellement plus longue et peut aller jusqu'à 20 ou même 30 millimètres. Elle a été appelée par Pierre Delbet *canal double hépato-cystique*. Nous aurons donc en allant de haut en bas le canal hépatique d'une part, et le canal cystique d'autre part, puis le canal double hépato-cystique, et enfin le canal cholédoque, bien plus court qu'on ne l'enseignait jadis. Et, dans la cholédocotomie sus-duodénale, c'est le plus souvent le canal double qui s'offre au bistouri du chirurgien. Nous dirons donc en terminant que, dans la cholédocotomie sus-duodénale, il faut toujours penser à la possibilité de l'existence du canal double hépato-cystique, rechercher sa présence et ne pas manquer d'effondrer l'éperon (quand il existe) pour pénétrer dans l'hépatique. Si l'on n'agit pas ainsi, on est exposé à n'ouvrir que le canal cystique et à faire une opération incomplète. On doit se souvenir de ces particularités anatomiques, surtout lorsqu'on ne fait pas suivre la cholédocotomie de cystectomie. C'est en effet dans ces cas que l'erreur est facile à faire.

# CHAPITRE III

## MANUEL OPERATOIRE

Dans toute opération sur les voies biliaires il y a, dit Körte, trois conditions essentielles :

1° La mise à nu large du territoire de l'opération ;

2° La possibilité, par suite, d'extirper le contenu pathologique aussi complètement que possible ;

3° Un dispositif pour permettre après l'opération l'écoulement libre et facile de la sécrétion.

« Ainsi, on ne doit pas entreprendre une opération pour cholé-lithiase avec l'idée de faire une cystostomie, une cystectomie ou une cholédocotomie, mais l'opération doit s'étendre sur tout le territoire des voies biliaires pour remplir les trois conditions précédentes. »

1. *Incision.* — Deux voies d'accès ont été proposées : la voie lombaire et la voie antérieure.

La voie lombaire, déjà employée par Whright, Meau et Heboul, fut étudiée par Tuffier. Ce fut toujours pour des erreurs de diagnostic (vésicule prise pour un rein flottant ou une hydro-néphrose) que ces auteurs furent amenés à pratiquer cette méthode. Tuffier fit des recherches sur 10 cadavres : il constata que la voie était difficile, la région profonde, l'angle iléo-costal souvent étroit.

Le sujet est couché sur le côté gauche avec un coussin sous le flanc, l'incision est celle de la néphrectomie, on reconnaît le pôle inférieur du rein droit qu'on relève, puis la deuxième portion du duodénum et le pancréas, on écarte et on protège en dedans la veine cave et on récline en dehors la deuxième portion du duodénum. En introduisant dans la plaie l'index gauche, la pulpe en dedans, on sent et on arrache un cordon dépendant formé par le cholédoque et ses vaisseaux. On peut isoler le canal à la sonde cannelée.

Poirier insiste sur la grande difficulté de l'opération, la profondeur considérable à laquelle on agit ; il déconseille absolument l'emploi du doigt aveugle et montre le danger qu'il y a sur le vivant de déchirer la veine porte de la veine cave inférieure. C'est une voie d'exception. Second, Michaux, Routier insistent sur ce point. Pour Quénu, l'emploi de cette voie est singulièrement restreint par ce fait que le diagnostic est souvent imprécis, d'où la nécessité d'avoir jour sur toute la région biliaire, ce que ne permet pas la voie lombaire.

En somme, de l'avis de tous, cette voie est impraticable, nous n'en avons parlé que pour la rejeter.

La voie antérieure est la seule employée, mais elle a subi dans ces dernières années, des modifications importantes. En France, on n'a employé pendant longtemps que deux modes d'incision : ou bien la laparotomie médiane sus-ombilicale, ou bien la laparotomie latérale sur le bord externe du grand droit. On discutait pour savoir laquelle convenait le mieux dans la plupart des cas. Quénu défendait la laparotomie médiane disant que le cholédoque est plus proche de la ligne médiane que du bord externe du grand droit. Michaux préconisait la laparotomie en dehors du droit parce qu'en général dans une opération on ignore quelle conduite il faudra tenir, et cette incision donne jour sur toute la région biliaire, notamment sur la vésicule. En somme, l'incision médiane permet mal d'explorer la vésicule, l'incision latérale éloigne du cholédoque. Toutes deux provoquaient par la suite des éventrations. Aussi emploie-t-on maintenant une incision à travers le grand droit. Mayo-Robson incise verticalement au milieu du grand droit. Reidel incise à l'union du tiers externe et du tiers moyen du droit. Enfin Kehr fait une incision en baïonnette qui part en haut de l'appendice xyphoïde, suit la ligne médiane jusqu'à mi-chemin de l'ombilic, oblique en bas et en dehors à travers le grand droit jusqu'à l'union du tiers moyen et du tiers externe de ce muscle, puis descend de nouveau verticalement jusqu'au niveau de l'ombilic.

L'incision de Kehr est la meilleure de toutes. Elle est adoptée en France par Lejars, Terrier..., et tous s'accordent à reconnaître qu'elle donne un jour considérable sur les voies biliaires principales et accessoires. Tel est aussi l'avis de notre maître le professeur Imbert. En outre, cette incision met à l'abri des éventrations, puisqu'on conserve le tiers externe du muscle. L'incision de Mayo-Robson, qui met plus sûrement à l'abri des hernies post-opératoires, donne moins de jour que celle de Kehr ; elle a moins de suffrages.

Mayo-Robson a apporté une autre modification heureuse à la technique opératoire. La région lombaire est profondément située dans le décubitus dorsal simple. Pour la faire saillir en avant, il suffit de placer sous la région lombaire un coussin dur ou un alèze roulé. Il est mieux encore, comme le fait Mayo-Robson, de se servir d'une table articulée qui par un mouvement de levier place le malade en lordose lombaire.

Ces deux perfectionnements importants : incision en baïonnette de Kehr, billot lombaire de Mayo-Robson, permettent une exploration facile de la région biliaire, où l'on peut exécuter toutes les manœuvres nécessaires.

II. *Traitement de la vésicule*. — La paroi étant incisée et le foie fortement relevé en haut et à droite par l'aide, le chirurgien peut explorer à son aise la région biliaire. C'est là un temps capital : le diagnostic étant nécessairement incomplet, il faut vérifier avec soin tout l'appareil biliaire si l'on ne veut pas s'exposer à faire une opération inutile. La cavité péritonéale sera isolée à l'aide de compresses, pour que si la vésicule se déchire, la bile ne puisse aller infecter le péritoine.

Toutes les fois que le chirurgien intervient pour un calcul du cholédoque ou de l'hépatique, il y a lithiase vésiculaire. Le fait est évident, puisque le calcul s'est formé primitivement dans la vésicule. Cette dernière peut renfermer d'autres calculs ou non ; en règle générale, elle est rétractée, atrophiée, atteinte de cholécystite calculeuse. Le canal cystique est également atrophié.

Le chirurgien pourra borner son effort au cholédoque, extraire les calculs et drainer l'hépatique sans se préoccuper de la vésicule. Il pourra encore, dans les cas où la vésicule est à peu près normale, s'en servir après la cholédocotomie pour établir un drainage accessoire des voies biliaires ; c'est un mauvais procédé très inférieur au drainage direct du cholédoque ou de l'hépatique. Enfin, le chirurgien pourra extirper la vésicule et le canal cystique : c'est la meilleure conduite de l'avis de tous. La vésicule ne doit être conservée que dans le cas où il existe au niveau du cholédoque un obstacle permanent contre lequel le chirurgien est impuissant ; dans ce cas, elle servira à établir une fistule bilio-intestinale définitive. Cet obstacle est toujours dû à une affection du pancréas.

« J'attache moins d'importance, dit Kehr, à l'état de la vésicule qu'à celui du pancréas. La coexistence d'une pancréatite chronique qui se traduit par une augmentation de la résistance du pancréas, rend désirable la conservation de la vésicule. Quoique j'ai vu assez souvent après la cystectomie avec drainage hépatique, la lésion débutante du pancréas s'amélio-

rer, il peut arriver lorsque la fistule du cholédoque se cica-
trise, qu'il se crée une fistule persistante si l'ampoule de Vater
est comprimée à nouveau par le pancréas enflammé. En con-
servant la vésicule, on peut toujours créer une voie de déri-
vation par l'abouchement de la vésicule à l'intestin, si l'inflam-
mation chronique de la tête du pancréas continue à évoluer
et si l'afflux de la bile dans l'intestin ne se fait pas. »

Doit-on commencer l'opération par la vésicule ou par le
cholédoque ?

Kehr préfère commencer par le cholédoque. La cholédocotomie, dit-il, est la chose principale qui nécessite le principal
effort. D'autre part, il peut arriver qu'au cours de l'opération,
on reconnaisse qu'il est utile de se servir de la vésicule conservée. Enfin, la vésicule biliaire peut être profondément in-
fectée, et il serait dangereux, au début de l'opération, d'ouvrir cette source d'infection.

Malgré l'autorité de Kehr, il paraît préférable le plus souvent de commencer l'opération par la vésicule. Si son contenu
est infecté, il est facile de la ponctionner avant de l'ouvrir
et dans tous les cas de protéger suffisamment la région par
des compresses de gaze. On se sert de la vésicule pour atteindre le cholédoque, mais on ne l'excise qu'à la fin de l'opération ; il est toujours facile de la conserver s'il y a lieu. D'autre
part, cette manière de procéder a un très grand avantage,
car elle permet de trouver à coup sûr le cholédoque en se
servant comme guide de la vésicule et du cystique.

III. *Recherche, exploration et traitement du cholédoque*. —
Dans les cas récents, la recherche de la vésicule est facile.
Dans les cas anciens il en est autrement. La vésicule est per-
due au milieu d'une masse d'adhérences qu'il faut détacher.
Cette libération se fera de préférence avec le doigt. La vési-
cule est découverte et libérée. Il est possible de la détacher

du foie, sans l'ouvrir, puis de libérer le cystique, et, par son intermédiaire, d'attirer le cholédoque dans la plaie. De ce que nous avons compris par la lecture des bulletins de la Société de Chirurgie, il paraît préférable d'inciser d'emblée le fond de la vésicule qui est vidée de son contenu et nettoyée. L'incision est poursuivie sur la face inférieure de la vésicule, puis sur le cystique jusqu'à son embouchure au cholédoque. C'est « l'incision de proche en proche », pratiquée depuis longtemps par Routier, Lejars et Delagénière (1) qui l'a bien décrite. Si l'on veut ensuite faire une cystostomie, il sera facile de suturer cette longue incision sur un drain qui sortira par le fond de la vésicule.

L'incision du cystique est prolongée jusqu'à son embouchure sur le cholédoque. Cette incision permet au chirurgien d'introduire une sonde dans le cholédoque et dans l'hépatique. La sonde sera arrêtée par un ou plusieurs calculs. Ces calculs peuvent siéger dans la portion sus-duodénale, rétro-duodénale ou pancréatique du cholédoque ; quel que soit leur siège, il faudra toujours commencer l'intervention par l'exploration à la sonde du canal, soit par l'incision du cystique, soit par cholédocotomie sus-duodénale.

Les calculs peuvent être mobiles, mais ils peuvent aussi être enclavés.

On peut rencontrer des calculs mobiles dans toutes les portions du cholédoque. La pratique la plus simple est de refouler par des pressions douces, le calcul dans la portion sus-duodénale et là de l'extraire par l'incision du cystique prolongée au besoin sur le cholédoque, soit en l'énucléant comme un noyau de cerise, soit à l'aide de la pince et d'une curette.

--------

(1) *Revue de Gynécologie et Chir. abd.*, 1899, p. 127.

Une bonne précaution est de fermer avec deux doigts l'hépatique pour éviter que le calcul ne s'y engage. Si le calcul est volumineux, on pourrait essayer de le broyer entre les mors d'une pince. Il est préférable d'agrandir l'incision sur le cholédoque pour l'extraire plus facilement. Lorsqu'il y a plusieurs calculs mobiles ou mobilisables, on procède de même. Cette méthode donne d'excellents résultats.

Lorsque le ou les calculs ne peuvent être extraits par refoulement vers le cystique, il faut recourir à d'autres procédés. Si le calcul siège dans la portion sus-duodénale du cholédoque, il suffit de prolonger l'incision du cystique sur la face antéro-externe du cholédoque jusqu'au niveau du calcul, en se guidant sur une sonde introduite dans le canal. Lorsque le calcul est très bas, situé près du point où le cholédoque atteint le pancréas, on peut encore l'atteindre en prolongeant l'incision de proche en proche. D'autre part, nous savons que plusieurs chirurgiens préfèrent faire la cholédocotomie directe sans ouvrir au préalable la vésicule et le cystique. Le meilleur procédé est alors de fixer le calcul dans le cholédoque avec le pouce et l'index de la main gauche et d'inciser le canal sur le calcul.

Si le calcul enclavé siège dans la portion pancréatique du cholédoque ou dans l'ampoule, si toutes les tentatives de mobilisation ont été infructueuses, il existe deux moyens : la cholédocotomie trans-duodénale et la cholédocotomie rétro-duodénale. Nous ne décrirons pas ces deux opérations qui n'entrent pas dans le cadre de notre sujet ; nous nous contentons de les signaler pour être complet.

Il faut enfin vérifier le canal hépatique qui peut lui aussi contenir des calculs, mais plus rarement que le cholédoque.

IV. *Drainage du cholédoque et de l'hépatique. Hepaticus drainage de Kehr.* — L'extraction des calculs terminée, il ne nous reste plus qu'à finir l'opération. Nous avons le choix entre plusieurs méthodes. On peut suturer soigneusement l'incision du cholédoque, exciser la vésicule et le cystique, et fermer la paroi abdominale. La plaie du canal biliaire, comme celle de l'abdomen, se cicatrisera par première intention ; le malade sera complètement guéri en trois semaines : c'est la « cholédochotomie idéale ». Elle a eu son temps de popularité.

On peut encore ne pas fermer le cholédoque et mettre un drain dans la plaie. Les malades guérissent bien après avoir eu pendant quelques semaines un écoulement de bile par la plaie drainée. Cette méthode est supérieure à la première, mais ce n'est pas encore celle que nous adopterons. Le docteur Loubet n'a eu pourtant qu'à se louer d'avoir suivi cette méthode dans le cas que nous publions ici. A Kehr revient l'honneur d'avoir érigé en méthode le drainage systématique des voies biliaires principales. Il s'est fait une règle, après toute intervention sur le cholédoque, de pratiquer un drainage total de la bile par une sonde enfoncée dans le cholédoque jusque dans l'hépatique. Ce drainage associé à un tamponnement volumineux constitue une méthode vraiment personnelle, « l'hepaticus-drainage », que nous décrivons ici. Nous exposerons ensuite les critiques faites à cette méthode, ainsi que la technique adoptée par notre maître le professeur Imbert.

On prend une sonde en gomme, droite, non perforée, de 1 centimètre de diamètre, et on l'enfonce dans l'ouverture du cholédoque, du côté du foie, jusque dans l'hépatique, à plusieurs centimètres de profondeur. Il est bon de faire sur la sonde, à 5 centimètres, un repère qui indiquera à quelle profondeur elle est enfoncée. On fixe la sonde à la lèvre inférieure du canal par un point qui traverse toute la paroi. On ferme alors l'ouverture du cholédoque au-dessus et au-dessous du drain, ou bien d'un seul côté pour obtenir une fermeture bien étanche.

Kehr recommande de se servir de drains dont le calibre est un peu inférieur à celui du canal, de telle sorte qu'il puisse filtrer un peu de bile entre le drain et la paroi. On évite ainsi de comprimer la muqueuse ; de plus, la bile qui passe dans l'intestin entraîne les petits débris qui restent dans la partie inférieure du cholédoque et pourraient en s'agglomérant former des calculs secondaires.

On peut ajouter au drainage de l'hépatique, un drainage de la partie inférieure du **cholédoque**, lorsqu'on a dû enlever à ce niveau des calculs et qu'on n'est pas sûr d'avoir tout enlevé. Ce drain n'a pas pour but naturellement de détourner la bile ; mais il sert à maintenir le canal perméable et permet d'aller plus tard par la voie ainsi créée, sonder et nettoyer le canal. Il est inutile d'enfoncer la sonde jusque dans l'intestin ; ce serait même mauvais, car le contenu alimentaire du duodénum pourrait refluer dans la sonde et s'évacuer au dehors.

Si le cystique s'abouche très bas dans le cholédoque, il n'est pas possible d'introduire une sonde dans ce dernier et de la faire remonter dans l'hépatique sans produire une coudure très marquée. Dans ce cas, il vaut mieux prolonger l'incision du cholédoque sur l'hépatique ou faire plus haut une hépaticotomie et drainer directement l'hépatique.

Le tamponnement qui accompagne le drainage de l'hépatique a pour Kehr une importance capitale ; pour lui, c'est le temps principal de l'opération. Il a pour but de protéger la cavité abdominale et surtout de maintenir la plaie largement béante. C'est grâce à cette large brèche qu'on pourra plus tard, au quinzième jour, aller sonder le cholédoque et l'hépatique et extraire les calculs restants.

Kehr pratique ce tamponnement de la façon suivante :

La vésicule est enlevée. Les fils de ligature du canal cystique et de l'artère cystique sortent par la plaie le long du drain, ainsi que ceux qui suturent le cholédoque au voisinage du drain. On tire assez fortement sur les fils et on place les tampons. Kehr se sert comme tampons de longues compresses de gaze ourlée ; il en place quatre :

Le premier repose sous le foie, au niveau de la fossette cystique, et va jusqu'à la ligature de l'artère et du canal cystique.

Le second passe par-dessus le drain et va jusqu'au petit épiploon.

Le troisième passe sous le drain et va jusqu'au hiatus de Winslow.

Le quatrième enfin repose entre le cholédoque suturé et le duodénum.

Kehr ferme ensuite la paroi abdominale en un seul plan, avec des fils de soie ; mais il ne ferme que les deux extrémités, laissant au milieu un large passage pour le drain et le tamponnement.

La plaie est recouverte par des compresses stérilisées, mais qui sont disposées de façon à laisser passer le drain : celui-ci sort à travers le pansement (en France on emploie une ceinture de flanelle avec boutonnière ; en Allemagne, on fixe l'appareil avec des bandelettes agglutinantes) ; il vient se terminer dans un urinal qui repose dans le lit, à côté du malade, et dont le col autour du drain a été garni d'un bouchon d'ouate stérilisée.

Telle est dans tous ses détails la technique de l'hepaticus-drainage de Kehr.

Cette méthode, malgré l'autorité de son inventeur, n'est pas admise en entier par la majorité des chirurgiens. Nous insisterons sur quelques points.

Le drainage de l'hépatique est presque universellement admis. Cependant, dans l'observation du docteur Loubet que nous publions, le drain avait été placé seulement dans le voisinage de la plaie du cholédoque. La malade n'en a pas moins guéri parfaitement.

Notre maître le professeur Imbert admet le drainage hépatique ; il l'a pratiqué dans le cas que nous publions, mais il ne suit pas entièrement la technique de Kehr, qui veut que le drain soit fixé profondément au cholédoque par un point de suture. Il a pensé qu'il était plus pratique de fixer simplement le drain par un point superficiel à la peau. Le drain, profondément enfoncé dans le cholédoque, n'a pas de tendance à en sortir. Et puis, le jour où l'on enlève le drain, il est plus facile de couper ce point superficiel que d'aller aveuglément à la recherche d'un point profond sur le cholédoque. Nous croyons bien que les chirurgiens parisiens agissent de la même manière.

Quant au second drain dont parle Kehr, qu'il introduit dans le bout inférieur du cholédoque vers le duodénum, nous croyons pouvoir affirmer qu'il n'est utilisé par aucun chirurgien français.

Le tamponnement si cher à Kehr n'est pas non plus entré dans la pratique courante française. On lui reproche, à juste titre croyons-nous, de compromettre la solidité de la paroi abdominale en empêchant la réunion par première intention des lèvres de la plaie. De plus, laisser systématiquement ces tampons dans la plaie pendant 14 jours, ne nous paraît pas indiqué. Nous savons la peine que l'on a à les extraire déjà au troisième jour.

Nous croyons meilleure la technique de notre maître le professeur Imbert, qui se passe entièrement du tamponnement. Du moins si, comme l'a fait le docteur Loubet, on ajoute au drain une légère mèche de gaze, Il faudra, croyons-nous, l'enlever dès le troisième jour. On obtiendra ainsi une réunion par première intention, et l'éventration consécutive ne sera plus à craindre.

# CHAPITRE IV

## SUITES OPERATOIRES ET RESULTATS
## THERAPEUTIQUES

I. *Suites opératoires.* — La bile s'écoule entièrement par
le drain ; les selles le plus souvent restent complètement dé-
colorées tant que le drain reste en place.

Kehr ne touche pas au pansement avant 14 jours, à moins
d'indications spéciales telles que souillure du pansement ou
phénomènes de compression de l'intestin par le tamponnement.

Au quatorzième jour, il fait le premier pansement. Les
tampons sont enlevés sous un jet de sérum chaud à 40°. Le
drain est enlevé ainsi que les fils de suture du cholédoque
et ceux de l'artère et du canal cystique ; le tout se fait assez
facilement, d'après Kehr.

La plaie, qui a été maintenue largement ouverte par le
tamponnement, laisse voir dans le fond l'orifice du cholédoque, que l'on pourra explorer. Kehr fait l'exploration avec
un hystéromètre coudé et lave les canaux à l'aide d'une ca-
nule en argent recourbée de un demi-centimètre de diamètre
et percée de trous dans son tiers inférieur. C'est encore du
sérum à 40° qu'il emploie. Il injecte successivement le liquide
par en haut dans l'hépatique et par en bas dans le cholédo-

que. Le lavage ramène le plus souvent de petits calculs ou de la bile épaissie avec des mucosités et du pus, et quelquefois de plus gros calculs qu'il faut enlever avec une pince.

La plaie est ensuite de nouveau tamponnée, mais on ne remet pas le drain et la bile s'écoule dans le pansement. Ce dernier est refait toutes les 24 heures. Ces pansements doivent être faits avec beaucoup de soin et demandent beaucoup de temps. Ils doivent être continués aussi longtemps que la bile reste trouble et ramène des concrétions ; car on ne doit pas laisser la plaie se fermer avant d'être sûr que l'infection est éteinte et qu'il ne reste plus de calculs.

La plaie énorme du début se ferme peu à peu, on en rapproche les bords à chaque pansement. Bientôt il ne reste plus qu'une fistule biliaire qui se ferme normalement au bout de cinq à six semaines. Il peut arriver que la plaie se ferme trop tôt ; on est alors obligé de dilater la fistule au moyen de laminaires. Il peut arriver aussi que la fistule ne se ferme pas ; il faut alors s'assurer que la partie inférieure du cholédoque est oblitérée par un calcul qu'il faudra enlever.

Avec la méthode que nous préconisons, les sujets opératoires sont encore plus simples et les pansements consécutifs beaucoup plus faciles.

Si une mèche de gaze a été laissée dans la plaie, comme le fait le docteur Loubet, elle sera enlevée au plus tard le 3e jour. Quant au drain, si tout marche bien, il sera enlevé du 6e au 9e jour. La fistule est habituellement fermée au bout de trois semaines.

II. *Résultats thérapeutiques.* — C'est encore à Kehr que nous devons nous adresser pour avoir une idée nette des résultats de la cholédocotomie. Lui seul, avec ses 200 cholédocotomies pratiquées peut nous fournir une statistique vraiment intéressante. Dans ses 50 premières cholédocotomies, alors qu'il ne pratiquait pas encore systématiquement le drainage de l'hépatique, il a perdu 5 malades, soit 10 % de mortalité. Sur les 150 dernières cholédocotomies, il n'a plus que 5 morts, soit 3 %. Dans ses 50 derniers cas d'hépaticus-drainage, il n'a pas eu un seul cas de mort.

Les résultats éloignés sont aussi très satisfaisants. Les récidives dans ces opérations viennent de ce qu'il est resté un ou plusieurs calculs dans les voies biliaires. Kehr pense qu'il est impossible, pendant l'opération, d'enlever tous les calculs. « Après avoir palpé le cholédoque de haut en bas, après avoir introduit une sonde ou le doigt dans le canal vers le foie et vers le duodénum, après avoir ouvert le duodénum et fait le cathétérisme rétrograde par la papille, il n'est aucun chirurgien qui puisse affirmer qu'il n'a pas laissé de calculs, alors même que son exploration aurait duré deux heures ». Il pense qu'il reste des calculs dans 10 à 15 % des cas ; et, si la cholédocotomie avec suture ne donne pas de récidives dans les 10 à 15 % des cas, c'est parce que ces calculs restent quelquefois latents. Par sa méthode, il n'y a jamais de récidive vraie. Si quelques calculs ont échappé au chirurgien lors de l'opération, ils s'élimineront les jours suivants grâce au drainage.

# CHAPITRE V

## INDICATIONS OPERATOIRES

Quand et à quel moment est-il indiqué d'intervenir pour
une obstruction calculeuse du cholédoque ? L'arrivée du calcul dans le cholédoque produit, en général, grâce à l'infection concomitante, une obstruction aiguë qui cesse habituellement au bout de quelques jours. Mais il peut se faire que
l'infection soit assez intense pour gagner le foie et déterminer
une poussée violente d'angio-cholite. La persistance de la fièvre, de l'ictère, le mauvais état général du malade peuvent
indiquer une intervention d'urgence.

Le plus souvent, la première crise cède et tout rentre dans
l'ordre. La tendance des chirurgiens américains est d'opérer
après chaque crise. Les chirurgiens européens ne les ont pas
suivis dans cette voie. Il n'est pas niable que le plus grand
nombre des malades, après une ou plusieurs crises d'obstruction aiguë, chasse leurs calculs dans l'intestin et reste défini-
tivement guéri.

Lorsque l'obstruction est devenue chronique, l'indication
opératoire se pose. C'est ici que l'on commence à n'être
plus d'accord. Dans ce cas, il est encore possible de
voir l'obstruction cesser et le malade guérir par rejet du calcul dans l'intestin au bout de quelques mois et même d'une

année. Mais ces cas sont rares. D'autre part, chez les malades atteints d'ictère chronique par obstruction calculeuse, le danger est au foie. La rétention biliaire et l'infection qui l'accompagne produisent insidieusement des lésions graves de la cellule hépatique, qui tend à disparaître, étouffée par la sclérose péri canaliculaire. Si l'angio-cholite augmente, le foie n'est plus en état de lutter, et le malade succombe aux phénomènes d'ictère grave, même si une opération trop tardive a rétabli la perméabilité des voies biliaires.

Il y a plus. Wiart (1), dans un article récent, inspiré par les recherches de Beer, montre la fréquence des calculs intra-hépatiques. Des recherches de Beer et de celles de Schrœder découle que les calculs du foie compliquent dans 9 % des cas la lithiase biliaire. Cette lithiase intra-hépatique se formerait rapidement et existerait déjà après trois mois d'obstruction calculeuse du cholédoque.

De toute cette discussion, voici ce que nous retenons. Alors que la plupart des médecins estiment avec Naunyn qu'il faut attendre un an avant d'opérer, afin d'être bien assuré de la ténacité des manifestations pathologiques et de l'impossibilité de les guérir par un traitement médical, nous croyons, avec Kehr et la majorité des chirurgiens, que si l'oblitération du cholédoque dure depuis trois mois, si surtout le malade maigrit et a des accès de fièvre indiquant une angio-cholite, il n'y a pas à surseoir plus longtemps, l'intervention s'impose. Nous irons même plus loin. Les recherches de Beer apportent un argument de très grosse valeur en faveur de l'opération précoce. Après ce qu'elles nous ont appris sur la fréquence de la lithiase intra-hépatique au cours de l'obstruction calculeuse du cholédoque et sur la rapidité de sa formation, on

_____

(1) Wiart, *Tribune médicale*, 1905.

peut dire qu'il y a intérêt capital à opérer très tôt et jamais plus tard que le deuxième mois, lorsque tout traitement médical a échoué. Un médecin américain, Stewart (1) indique une date beaucoup plus rapprochée encore du début de l'obstruction : « Pour les calculs du cholédoque, mon avis est qu'ils doivent être opérés pas plus tard qu'un mois après que l'ictère s'est constitué ».

---

(1) Stewart, *American Journal of medical sciences*, mai 1903.

# OBSERVATIONS

---

## OBSERVATION PREMIÈRE

(Due au Professeur Imbert)

Lithiase du cholédoque.— Cholédocotomie.— Drainage de l'hépatique.— Guérison

Mme R...., 38 ans, vient me consulter le 18 décembre 1905 pour les accidents suivants.

Elle a eu cinq enfants dont une fausse couche. La maladie actuelle a débuté il y a trois ans et demi, peu avant son dernier accouchement ; au cours de cette grossesse se produisirent des douleurs intenses localisées dans la fosse iliaque droite ; ces douleurs n'ont pas entièrement disparu et reviennent encore par crises avec de longs intervalles.

Six mois après l'accouchement, elle eut de l'ictère avec décoloration des matières et amaigrissement ; cet ictère dura un an environ et disparut par le traitement médical ; il s'accompagnait d'un prurit assez accusé qui persiste encore et d'un amaigrissement très prononcé qui a encore augmenté depuis.

Il se produisit alors quelques mois d'accalmie ; puis, une seconde poussée d'ictère se manifesta il y a un an environ ; il était aussi prononcé que lors de la première crise et s'accompagnait également de décoloration des matières et décoloration foncée des urines ; il disparut au bout de quelques semaines, mais il se reproduisit ensuite aux époques menstruelles — qui furent du reste toujours absolument régulières — s'accompagnant alors de poussées fébriles. Cette seconde crise, au dire de la malade, a été plus violente que la première et a augmenté l'amaigrissement.

Les phénomènes douloureux n'ont jamais été très violents dans la région hépatique ; ils sont caractérisés surtout par une sensation de pesanteur pénible et constante, exagérée au niveau des aines.

Au moment où nous examinons Mme R., elle présente une teinte subictérique, pas de décoloration des matières, pas de coloration spéciale des urines qui ne renferment pas de pigments biliaires. Le foie est extrêmement augmenté de volume et affleure l'ombilic ; les pressions exercées sur la surface déterminent une sensation pénible, mais pas de douleurs proprement dites. On ne sent pas la vésicule biliaire. L'utérus et les annexes sont normaux. Il existe un point douloureux dans la fosse iliaque droite.

Opération le 22 janvier 1906. Aide, M. Pieri. Billot lombaire. Incision en baïonnette de Kehr. L'abdomen ouvert, on trouve le côlon transverse et le grand épiploon adhérent à la face inférieure du foie ; mais ces adhérences sont faibles et faciles à détacher. Le foie a pris un volume énorme et ce volume même constitue une gêne constante pendant toute l'opération, car il rend inutilisable toute la moitié supérieure de l'incision. Il est refoulé en haut par les mains de l'aide, et je découvre alors la vésicule petite, rétractée et noyée dans des adhérences. Elle est ouverte et laisse couler une très petite quantité de liquide jaune verdâtre. Deux pinces amènent les bords de l'incision vésiculaire qui est prolongée sur le canal kystique à petits coups de ciseaux. On arrive alors sur le hile du foie et on le trouve occupé par une sorte de tumeur du volume du pouce, située sous ou dans le cholédoque. Ce canal est ouvert à son tour sur la tumeur ; il s'en écoule un flot de bile liquide ; on constate

alors que la tumeur n'est autre qu'un volumineux calcul long
de 2 centimètres 1/2 et large de 2 centimètres, dont l'accouchement hors du cholédoque n'est pas sans présenter quelques difficultés. Son extraction est suivie d'un écoulement biliaire a-
bondant. Deux sondes en gomme sont alors introduites : l'une
vers le hile du foie, l'autre vers le duodénum ; ce cathétérisme
ainsi fait, montre que les voies biliaires sont libres. On introduit alors dans le cholédoque, largement dilaté, un long drain
non perforé du volume de l'index, que l'on pousse jusqu'au
hile du foie. L'incision du cholédoque est fermée autour du
drain par un point de suture. Cela fait, on procède à la bilaté-
ration et à l'extirpation de la vésicule biliaire et du cystique,
après ligature des deux branches de l'artère hépatique. Fermeture de la paroi en trois plans. Le drain placé dans l'hépatique
est fixé à la peau, traverse le pansement et plonge dans un
récipient placé au bas du lit.

Les suites de l'intervention ont été des plus simples. Le premier jour, le drain fournit, sans souiller le pansement, plus
d'un litre de bile ; l'écoulement s'est un peu modéré les jours
suivants, mais n'a jamais été inférieur à trois quarts de litre.
Le drain a été enlevé au neuvième jour et deux jours après, l'é-
coulement de la bile par la plaie était arrêté. Le seul incident
a été l'apparition du 15° au 25° jour d'une poussée d'urticaire
avec léger mouvement fébrile. La malade quittait la maison de
santé vingt jours après l'opération ; dix jours plus tard, la
plaie était complètement fermée. Le foie avait considérablement
diminué de volume, mais dépassait encore les fausses côtes. La
malade se trouvait en parfait état de santé.

## OBSERVATION II

(Inédite. — Due au Dr Loubet)

Cholécystite calculeuse suppurée. — Cholécystostomie. — Fistule muqueuse. — Cholécystectomie et cholédocotomie. — Guérison.

Mme X..., âgée de 52 ans, se plaignait depuis longtemps de douleurs gastriques mal déterminées, lorsqu'elle fut prise assez brusquement de douleurs épigastriques beaucoup plus intenses. Son médecin appelé put constater une douleur violente généralisée à tout l'abdomen, une température de 40°, un pouls à 120 ; un maximum de la douleur au point cystique lui fait poser le diagnostic de cholécystite. Je vis la malade quelques jours après, l'orage était calmé et je confirmai ce diagnostic.

Intervention le 26 mai 1905. — Incision sur le bord externe du droit. Le péritoine est libre d'adhérences. La vésicule est cachée sous la face inférieure du foie peu volumineuse, non adhérente aux organes voisins. Ponction de la vésicule avec un trocart de Potain ; quelques gouttes de pus épais s'écoulent, mais difficilement. Ayant plus largement fendu la vésicule au ciseau, une assez abondante quantité de pus s'échappe avec des calculs au nombre de 40 du volume variant de celui d'un pois à celui d'une noisette. Le doigt introduit dans la vésicule, montre qu'il n'y a plus de calcul. Le palper du col de la vésicule et du cystique ne relève aucune induration. Une sonde en gomme passe librement dans le cystique et la bile s'écoule par la plaie vésiculaire. Abouchement de la vésicule à la paroi ; suture en trois plans.

Pendant les premiers jours, l'écoulement de bile est abondant, puis diminue, pour cesser complètement au 15° jour. Il est remplacé par une sécrétion muqueuse peu abondante. L'état général est parfait. La malade engraisse de 12 kilos. Mais la fistule persiste avec un suintement muqueux dénotant une oblitération certaine du cystique.

Après huit mois, la malade très inquiétée par cette fistule, me demande de l'en débarrasser.

Le 18 février 1906, je pratique donc dans ce but une nouvelle opération. Un billot étant glissé sous la région lombaire, je pratique l'incision en baïonnette de Kehr, c'est-à-dire une incision verticale médiane qui s'étend de l'appendice xiphoïde à un centimètre au-dessus de l'ombilic, devenant à ce niveau transversale ou plutôt légèrement oblique en bas et à droite et intéressant toute la largeur du muscle droit, redevenant ensuite verticale sur le bord externe de ce muscle dans une étendue de trois travers de doigt environ. La dernière portion de mon incision circonscrit l'orifice et le trajet fistuleux. Libération de quelques adhérences pariétales avec l'intestin et l'épiploon. Ayant protégé avec de grandes précautions à l'aide de compresses la portion inférieure de ma région opératoire, j'incise au ciseau la paroi inférieure de la vésicule, et, m'aidant par des tractions exercées avec des pinces de Kocher, qui saisissent les lèvres de mon incision, je gagne ainsi de proche en proche la région du collet de la vésicule et le cystique. Au niveau de ce canal, je suis arrêté par un volumineux calcul de la grosseur d'une noisette fixé dans une dilatation du conduit. L'ayant extrait, je cherche à retrouver la lumière du cystique pour me diriger vers le cholédoque. Mes tentatives de cathétérisme restent infructueuses ; d'ailleurs, il ne se fait aucun écoulement de bile. L'oblitération du conduit est donc complète. Avec difficultés, je le libère à la périphérie, je le dissèque au milieu de la gangue inflammatoire qui le fait adhérer au foie,

au duodénum, et j'arrive ainsi péniblement à son point d'abouchement dans le cholédoque. Ayant reconnu ce canal, non sans
quelques difficultés, dans une région anciennement enflammée,
où les rapports normaux des organes sont méconnaissables, je
commence à pratiquer par le toucher une exploration du cholédoque aussi bas que le doigt peut l'atteindre, c'est-à-dire jusque sur la portion rétro-pancréatique. J'éprouve en quelques
points la sensation vague d'indurations ; mais ai-je affaire à
des calculs, à des ganglions, à des indurations de pancréatite
chronique ? Il m'est impossible de l'apprécier par cette simple
exploration. Aussi, je pratique sans hésitation au bistouri une
petite incision longitudinale sur la face antérieure du cholédoque. A travers cette fente, par où s'écoule de la bile claire,
j'introduis une sonde en gomme n° 18, que je dirige d'abord
vers le canal hépatique, puis vers la terminaison du cholédoque ; et je ne trouve d'obstacle ni dans l'un, ni dans l'autre
de ces canaux.

Je termine mon opération par la libération de la vésicule
du côté du foie qui saigne quelque peu ; mais quelques ins-
tants de compression ont raison de cette hémorragie. Je jette
une ligature au catgut sur le canal cystique au ras du cholédoque. Résection de la vésicule et du cystique ; cautérisation
au thermo du moignon. Je ne suture pas ma plaie du cholédoque ; je me contente de placer à son voisinage un gros drain
de caoutchouc au-dessus duquel je dispose deux mèches de gaze. Suture de la paroi en deux plans.

Les suites opératoires furent des plus simples et apyrétiques.
L'écoulement de bile dura 48 heures. Au 3° jour, je retirai les
deux mèches, laissant le drain qui fut enlevé au 5° jour. Au 20°
jour, la malade quittait la maison de santé en parfait état. Je
l'ai revue le 2 mai. Elle est complètement guérie.

# CONCLUSIONS

La chirurgie des voies biliaires a pris dans ces dernières années une importance considérable ; comme le dit Terrier, elle est devenue progressivement de moins en moins vésiculaire, de plus en plus canaliculaire.

La technique opératoire en est bien réglée, grâce, en bonne partie, aux travaux de Kehr, de Mayo-Robson, et à ceux des chirurgiens français Terrier, Quénu, Lejars...

Elle repose essentiellement sur trois points particuliers :

1° Mise en place d'un billot lombaire destiné à projeter en avant la région opératoire (Mayo-Robson) ;

2° Longue incision en baïonnette, suivant la technique de Kehr ;

3° Drainage de l'hépatique (Kehr).

Les résultats opératoires paraissent plus favorables qu'on n'avait été tenté de le supposer au premier abord. La mortalité, chez les opérés de Kehr, s'est abaissée progressivement au point qu'il n'a pas eu de décès dans ses 50 dernières opérations. D'autre part, la statistique des chirurgiens français est entièrement encourageante. Enfin, les deux observations que nous publions se sont terminées l'une et l'autre par la guérison.

Les résultats thérapeutiques sont tout aussi satisfaisants. Sauf les cas de rétention ancienne et surtout d'infection biliaire profonde, les malades reviennent à la santé parfaite et les récidives demeurent exceptionnelles.

Les indications opératoires dans la lithiase biliaire résultent essentiellement de l'arrêt d'un calcul dans les voies principales ; le séjour prolongé (un mois ou deux au maximum) de ce corps étranger doit engager formellement à l'intervention.

# INDEX BIBLIOGRAPHIQUE

ARDOUIN. — Cholédocotomie, Bull. Soc. Ch., 1903, p. 532.

BAUDOUIN (Marcel). — Les opérations nouvelles sur les voies biliaires ; Progrès Médical, 1896-97-98 ; Gazette Médicale de Paris, 1898.

BERNARD. — Du drainage des voies biliaires dans les cirrhoses du foie. Thèse de Paris, 1903.

BOUVIER. — Drainage de l'hépatique. Thèse de Paris, 1905.

DEAVER. — Hepatic drainage in infections of the biliary tracts. British Medical Journal, 1904, p 821.

DELAGENIÈRE. — Technique générale des opérations faites sur les voies biliaires pour lithiase. Revue de gynécol. et ch. abd., 1898, p. 127. — Chirurgie du canal hépatique. Revue de gyn. et ch abd., 1904, p. 324, et Arch. prov. d'Angers, 20 mai 1904. — Drainage de l'hépatique. Bull. soc. ch., 1904, p. 748.

DELBET. — Suture du cholédoque. Bull. soc. ch , 1904, p. 1058. — Sur certaines particularités des voies biliaires. Bull. soc. ch., 2 janv. 1906. — De l'état des voies biliaires dans les obstructions. Bull. soc. ch., 10 avril 1906.

FAURE (J.-L.). — Maladies du foie, in Traité de ch. clin. et op. de Le Dentu et Delbet, t. II, 1899.

GUÉNIOT. — La lithiase vésiculaire. Ses formes anatomiques envisagées au point de vue chirurgical. Thèse Paris, 1903.

GUÉNOT (J.) — Le drainage temporaire des voies biliaires dans la lithiase biliaire. Thèse de Paris, 1905.

GUINARD. — Cholédocotomie. Bull. soc. ch., 1903, p. 532.

HARTMANN. — Cholédocotomie. Bull. soc. ch., 1903, p. 703, et 1904, p. 809. — Drainage du cholédoque pour angiocholite. Bull. soc. ch., 1904, p. 560.

JEANTY. — De la cholédocotomie. Manuel opératoire. Thèse Paris, 1899.

JOURDAN. — De la cholédocotomie. Thèse Paris, 1895.

LEGUEU. — Cholédocotomie. Bull. soc. ch., 1903, p. 672.

KEHR. — Die in meiner klinik geübte technik der Gallenstein operationen mit einem Hinweis auf die indicationen und die Danererfolge. Munchen, 1905.

   — Die Behandlung der Kalkulösen Cholangitis durch die directe Drainage der Ductus hepaticus. Munch., Med., Wocken 1897, n° 41.

KÖRTE. — Ueber die operationen des Cholecystitis acuta infectiosa in akuten stadium. Arch. f. Klin. chir., 1903, p. 683.

KÜMMEL. — Zur. chirurgie des Gallenblase. Deutsche med. Wosch., 1890, n° 12, p. 237.

LANGENBUCK. — Berliner Klinische Wochenschrift, n° 21, p. 828, 1884. Chirurgie der Leber und Gallenblase. Deutsch chir., 1897.

LEJARS. — Cholecystectomie dans la lithiase biliaire. Bull. Soc. Ch., 1906, p. 30 ; 1897, p. 705 ; 1898, p. 650 ; 1900, p. 1071.

   — Le drainage du canal hépatique. Bull. Soc. Ch , 1904, p. 486.

   — Le drainage des voies biliaires. Bull. Soc. Ch., 13 fév. 1906.

MAYO-ROBSON. — The surgical treatment of obstruction in the common-bile duct by connections. The Lancet, 1902, p. 1023.

   — On the modifications and improvements in operations of the bilary passages. British med. Journ. 1903, p. 481.

MEYER. — De l'incision complète et de proche en proche des voies biliaires par l'extraction des calculs du cholédoque. Th. de Paris, 1899.

MICHAUD. — Chirurgie du cholédoque. Bull. Soc. Ch., 1895, p. 352 ; 1896, p. 430 ; 1898, p. 691 ; 1900, p. 898.

MONPROFIT. — Trois cholédocotomies avec remarques sur le manuel opératoire. Arch. Prov. de Ch., 1904, p. 215.

PANTALONI. — Chirurgie du foie et des voies biliaires. Paris, 1899.

PARKES. — American Journal of medical sciences, juillet 1885, p. 95.

POTHERAT. — Cholédocotomie. Bull. Soc. Ch., 1895, p. 322.

QUÉNU. — Chirurgie du cholédoque. Bull. Soc. Ch., 1895, p. 322.

— Cholédocotomie sans suture. Bull. Soc. Ch., 1897, p. 711 ; 1898, p. 638 ; 1903, p. 499 ; 1904, p. 490.

— Chirurgie des voies biliaires. Bull. Soc. Ch., 27 février 1906.

REIDEL. — Ueber die Gallensteine Berliner Klin. Wochenschrift, 1903.

ROUTIER. — Calculs du cholédoque. Bull. Soc. Ch., 1897, p. 703 ; 1898, p. 642 ; 1900, p. 898 ; 1903, p. 607.

SCHWARTZ. — Chirurgie du foie. Paris, 1901.

— Cholédocotomie. Bull. Soc. Ch., 1895, p. 394 ; 1898, p. 647 ; 1900, p. 899 ; 1903, p. 675.

SECOND. — Traité de chirurgie de Duplay et Reclus, 1898.

SIERRA. — Cholédocotomie. Bull. Soc. Ch., 1900, p. 895.

SUMMERS. — Indications for the drainage in diseases of the biliary passages and the technik of operation. Philadel. Med. J. 1900, 6 oct.

STEWART. — American Journal of medical sciences. Mai 1903.

TERRIER. — De la cholédocotomie proprement dite. Revue de Ch., 1892, p. 897.

— Opérations chirurgicales sur les voies biliaires. 6° Congrès de chirurgie, 1892.

— Quelques résultats immédiats et éloignés d'opérations pratiquées sur les voies biliaires. Rev. de Ch., 1892, p. 552.

— Drainage des voies biliaires infectées. Congrès de Ch., 1898.

TESTUT et JACOB. — Anatomie topographique, 1906.

TUFFIER. — Indications opératoires dans la lithiase biliaire. Bull. Soc. Ch., 1894, p. 619.

— A propos de la lithiase biliaire. Bull. Soc. Ch., 1903, p. 741.

VAUTRIN. — De l'obstruction valvuleuse du cholédoque. Revue de ch., 1896, p. 446.

WIART. — Recherches sur l'anatomie topographique et les voies d'accès du cholédoque. Thèse de Paris, 1899.

— Lithiase hépatique et ses conséquences chirurgicales. Tribune médicale, 21 janvier 1905.

YAICH. — De la cholédocotomie sans rupture. Thèse de Paris, 1902.

# SERMENT

En présence des Maîtres de cette École, de mes chers condis-
ciples, et devant l'effigie d'Hippocrate, je promets et je jure, au
nom de l'Être suprême, d'être fidèle aux lois de l'honneur et de
la probité dans l'exercice de la Médecine. Je donnerai mes soins
gratuits à l'indigent, et n'exigerai jamais un salaire au-dessus
de mon travail. Admis dans l'intérieur des maisons, mes yeux
ne verront pas ce qui s'y passe; ma langue taira les secrets qui
me seront confiés, et mon état ne servira pas à corrompre les
mœurs ni à favoriser le crime. Respectueux et reconnaissant
envers mes Maîtres, je rendrai à leurs enfants l'instruction que
j'ai reçue de leurs pères.

Que les hommes m'accordent leur estime si je suis fidèle à mes
promesses! Que je sois couvert d'opprobre et méprisé de mes
confrères si j'y manque!

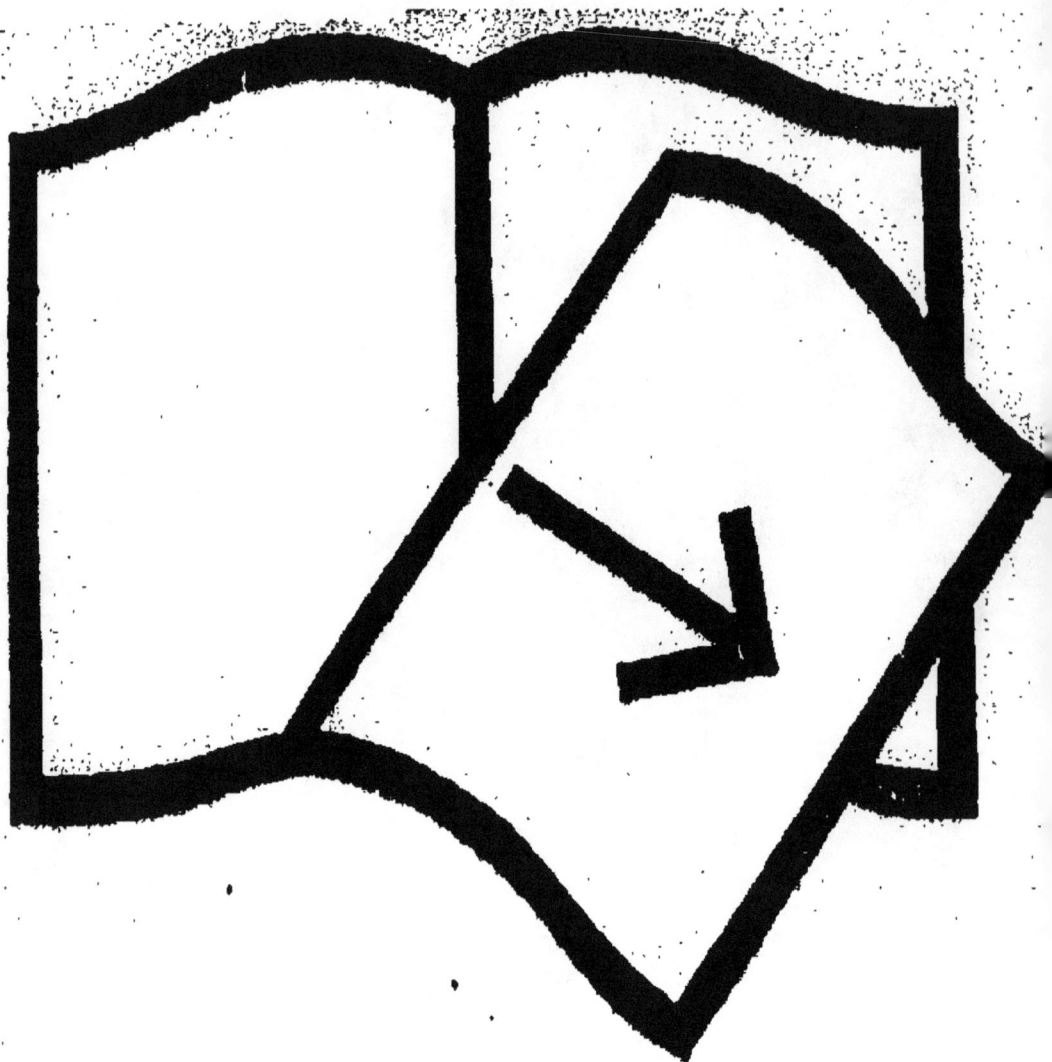

Documents manquants (pages, cahiers...)
NF Z 43-120-13